NOTICE

SUR LES

PROPRIÉTÉS FÉBRIFUGES

ET

ANTIPALUDÉENNES

DU

Calliandra Grandiflora (Bentham)

PAR

Le Dr DINAN

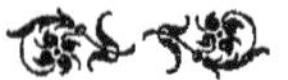

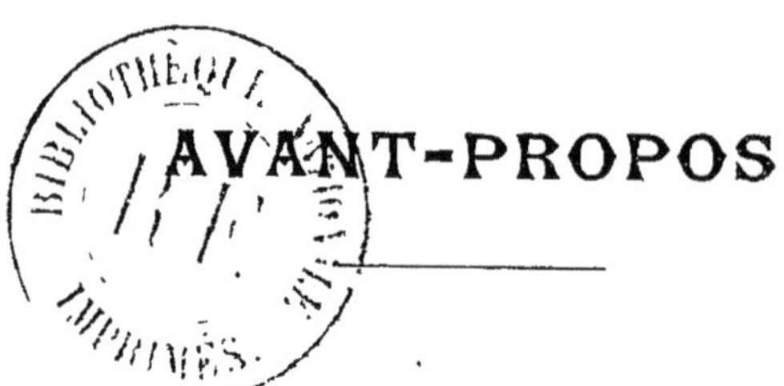

AVANT-PROPOS

Douze années d'études et d'observations cliniques, en collaboration avec plusieurs confrères, nous ont convaincu de la grande efficacité comme fébrifuge, et antipaludéen surtout, du Calliandra grandiflora, dont les principales propriétés médicinales sont esquissées dans la présente notice.

Ce médicament mérite de prendre une place importante dans le traitement des affections fébriles en général, surtout dans celui du paludisme, et de la grippe, maladies où il a donné des preuves d'une supériorité thérapeutique des plus remarquables.

En effet, les recherches de laboratoire, l'expérimentation physiologique, alliées à l'observation des malades, ont démontré que les principes actifs de cette plante possèdent des vertus ayant de l'analogie avec celles de la quinine et de la caféine, sans en avoir les inconvénients.

Espérons avoir suffisamment fait ressortir la puissance fébrifuge de ce Calliandra, dans les pages suivantes, pour amener nos confrères à l'essayer dans leur pratique; persuadé d'avance qu'ils en retireront, comme nous, les meilleurs résultats.

Dr DINAN,

95, rue de l'Alma, TOURS.

PROPRIÉTÉS FÉBRIFUGES

ET

ANTIPALUDÉENNES

DU

Calliandra Grandiflora (Bentham)

Nous trouvant, un jour de septembre 1893, en présence
d'un cas rebelle de paludisme chronique ayant résisté pendant 14 ans aux traitements les mieux dirigés, notamment
en dernier lieu par un Maître éminent, nous cherchâmes,
en dehors des données classiques, le moyen de soulager ce
malade. Nous souvenant alors d'une communication que le
D^r Le Roy de Méricourt fit à l'Académie de médecine de
Paris, vers la fin de 1889, à l'occasion de succès remarquables obtenus sur des paludéens, au moyen d'un nouveau
fébrifuge, extrait d'une plante américaine encore mal déter-
minée, nous fîmes l'essai de ce médicament, qui nous donna
la satisfaction d'assister à une guérison très rapide.

Ce succès nous engagea à tenter d'autres essais ; l'occasion se présenta bientôt de les réaliser sur une femme
affectée de paludisme depuis 36 ans, et sur un vieillard qui
avait souffert de cette maladie pendant 47 ans. Ces deux personnes furent aussi rapidement guéries que la première
malade. Dès ce moment, convaincu de la valeur réelle de ce
médicament comme antipaludéen, nous commençâmes à

réunir les matériaux nécessaires à l'étude de cette plante empiriquement employée (1).

Après maintes difficultés, je me procurais un échantillon botanique complet de ce végétal ; il fut soumis à l'examen du professeur Heim, agrégé des sciences naturelles à la Faculté de médecine de Paris, qui le reconnut pour appartenir au Calliandra grandiflora. Ce Professeur en présenta une étude pharmacognosique au Congrès pharmaceutique de Bruxelles (1898).

L'analyse chimique de cette plante a été faite à notre instigation, au laboratoire de pharmacologie de la Faculté de médecine de Paris, sous la surveillance de M. le professeur Pouchet, qui y découvrit trois principes physiologiquement actifs : un glucoside, une résine et un alcaloïde.

L'essai physiologique de chacune de ces substances a été pratiqué, par ce professeur, sur des animaux. Ces essais démontrèrent qu'ils produisent les mêmes effets : excitation du pneumogastrique et du grand sympathique, se traduisant par une action manifeste sur le cœur et les vaisseaux, dont ils augmentent ou diminuent l'activité selon les doses. Fait notable, un abaissement de température fut toujours constaté.

« Ces premiers essais, dit ce savant Professeur, dans une communication (2) à la Société de thérapeutique de Paris, tendent à démontrer l'action synergique sur le cœur, et la circulation des trois principes immédiats actifs du Calliandra grandiflora, et ils permettent d'établir un parallèle, qui n'est pas sans intérêt, entre cette action physiologique et celle de la quinine. »

(1) En collaboration avec le Dr Pouchet, professeur de pharmacologie, et le Dr Heim, professeur agrégé de sciences naturelles, à la Faculté de médecine de Paris, nous avons publié, en 1896, un travail botanico-médical sur cette plante où sont exposées en détail ses propriétés physiologiques et thérapeutiques (Steinheil, éditeur).

(2) En mai 1896.

L'expérimentation sur l'homme sain a confirmé et complété ces essais de laboratoire.

Le Dr Crespin, professeur agrégé à l'Ecole de médecine d'Alger, s'étant soumis à cette épreuve, relate ainsi les effets éprouvés sous l'influence de ce Calliandra: « Un quart d'heure après l'absorption de la décoction de racine de cette plante, je sentis venir des sueurs en abondance ; la salivation augmenta ainsi que la sécrétion urinaire. Le pouls augmenta de fréquence et de force. Dès le lendemain, l'appétit, très diminué les jours précédents, augmenta, et pendant 4 jours il en fut de même ; la quantité d'aliments absorbés sans aucun trouble digestif fut considérable, ce qui était d'autant plus remarquable que, naviguant alors dans la mer des Antilles, pendant la saison chaude, je subissais auparavant le sort commun des Européens, qui perdent tous plus ou moins l'appétit à cette époque de l'année (août-septembre 1894), sous ces latitudes tropicales. Les somnolences invincibles auxquelles j'étais sujet quelques jours auparavant disparurent pour faire place à une grande lucidité, qui me permit de travailler efficacement aux heures où d'habitude j'étais obligé de faire une siesto, souvent très prolongée. Je puis rapprocher ces effets de ceux obtenus encore sur moi-même quelques années auparavant, par l'administration de caféine (0,60 centigrammes à 1 gramme), mais je ne puis pousser plus loin la comparaison entre ces deux substances, car la dernière avait eu des effets bien plus passagers.»

J'ai aussi expérimenté ce Calliandra sur moi-même. Aux effets précédemment indiqués, j'ajoute l'irritation des muqueuses, pouvant aller, si la dose est suffisante, jusqu'à produire des troubles gastro-intestinaux. Cette irritation disparaît rapidement, et laisse après elle une augmentation des fonctions digestives. Fait important, j'ai noté, comme le professeur Pouchet, un abaissement de la température, et une diminution de l'urée.

Au point de vue de sa toxicité, j'ai constaté, sur ma personne, l'innocuité absolue de doses dix fois supérieures à celles employées ordinairement, pour développer l'action fébrifuge de ce médicament, qui s'élimine facilement de l'organisme, surtout par la voie rénale.

Faits cliniques

(Paludisme)

Nous reproduisons ici quelques observations prises en partie parmi les cent cinquante publiées, en 1896, dans notre travail sur les « propriétés thérapeutiques du Calliandra gr. », et parmi d'autres recueillies depuis cette époque.

1° **Fièvre paludéenne quotidienne** (*observat. personnelle*).

Homme de 24 ans, a contracté la malaria en Cochinchine au cap Saint-Jacques, en juin 1893, étant au service militaire. Il fut traité avec de la quinine pendant plusieurs semaines, à l'hôpital, et en sortit débarrassé des accès fébriles. Rentré en France à la fin de septembre, étant à Rochefort, il fit une rechute qui fut également enrayée par la quinine.

Revenu chez lui en novembre 1893, après sa libération du service militaire, il fut repris par la fièvre quinze jours après son arrivée.

Au moment où je le vis, 5 décembre 1893, vers dix heures du matin, ce malade, qui depuis une semaine est pris tous les jours d'accès fébriles, avec les trois stades classiques, est très abattu ; il est sous l'influence d'un état mélancolique avec idées au suicide (un frère s'était pendu). Foie et rate douloureux à la pression, cette dernière est augmentée de volume. Anorexie, vive céphalalgie et douleur rachidienne, surtout au niveau de la région lombaire.

Le lendemain on administre le Calliandra sous forme d'élixir. Les 4 doses sont absorbées sans que le malade éprouve le moindre dérangement physiologique. Vers midi, une heure après la 2ᵉ dose, la céphalalgie et les douleurs rachidiennes disparaissent, le caractère du malade revient à son état normal.

Malgré l'absence de réaction organique, l'effet thérapeutique de ce médicament fut cependant efficace ; dès le jour même de son administration la fièvre ne reparut pas, et le malade mangea avec appétit au repas du soir ; le rétablissement était complet le lendemain. Depuis ce traitement datant de 11 ans, cet homme, revu en 1904, n'a pas ressenti d'atteinte de paludisme.

2° **Paludisme ancien** (*observ. du D*^r *Foscolo, médecin de la C*^{ie} *Salonique-Constantinople*).

Antonio, âgé de 46 ans, est affecté de paludisme depuis le bas âge ; il a été souvent aux prises avec des accès de fièvre qui ne cédaient ni à la quinine à forte dose, ni a l'arsenic. Il a été évacué sur l'hôpital le 24 janvier 1894, en proie a un fort accès de fièvre ; le lendemain matin je le trouve en apyrexie, et je prescris une dose de quinine ; le soir la fièvre revient et ne cesse que le jour suivant. Alors, vu l'inefficacité de la quinine, je fais administrer une dose d'élixir de Calliandra, qui a été pris en 4 fois dans le courant de la journée ; il a produit une faiblesse extraordinaire, et des nausées sans vomissement.

La fièvre n'est pas revenue, et le malade a quitté l'hôpital parfaitement guéri. Ayant eu occasion de le rencontrer souvent dans nos tournées sur la ligne, je puis affirmer que depuis l'administration de cette drogue, il n'a jamais été atteint de fièvre depuis deux ans.

3° **Fièvre tierce** (*observat. communiquée par le D*^r *Barthe, de Sandfort, directeur du service médical de la C*^{ie} *Salonique-Constantinople*).

M. B. Début de la fièvre le 13 mai 1894, après un refroidissement.

Le 15 mai, deuxième accès bien déterminé, de 9 heures du matin à 5 heures du soir.

Purgation le 16.

Le 17. Prise de quinine à 4 heures du matin (renouvelée à 6 heures et à 8 heures). Ces prises de quinine n'empêchèrent pas la fièvre qui arriva à l'heure habituelle, 9 heures ; elle fut très forte, elle dura toute la journée du 17 mai, et toute la nuit la transpiration se maintint abondante.

Le 18. Prise du Colliandra sous forme d'élixir aux heures habituelles, dans du thé sucré, tolérance parfaite, nul trouble physiologique ; le malade a mangé ce jour-là de bon appétit.

Quoique cet homme vécût dans un foyer fébrigène intense, il fut plusieurs semaines avant de ressentir les atteintes du miasme tellurique contre lequel il semblait doué d'immunité, car se trouvant un jour de pluie dans un poste très dangereux au point de vue du paludisme, toutes les personnes qui étaient avec lui grelottaient de fièvre, tandis que M. B. jouissait d'une bonne santé.

4° Fièvre tierce avec ictère palustre (*observ. du D*r* Suso, médecin de la C*ie* Salonique-Constantinople*).

Aqueda, âgée de 12 ans, entre à l'hôpital de Poroy le 8 avril 1894. La malade est restée en Grèce, avec ses parents, dans des villages, palustres ; depuis trois mois elle a des accès de fièvre tous les deux jours, la durée moyenne de chaque accès est de quatre heures.

État actuel, 8 avril : gonflement considérable du foie, qui déborde de deux travers de doigts des limites normales, sensibilité exagérée de toute la région hépatique, vomissements et diarrhée bilieuse, coloration jaune très prononcée des téguments. T. 39,3. Application de ventouses scarifiées sur la région hépatique ; prescription : chloroforme 1 gramme dans eau glacée 100 grammes, — une petite cuillerée à café tous les quarts d'heure.

Le 9, cessation des vomissements, persistance de la diarrhée. T. 39. Salol 1 gramme, salicylate de bismuth 2 grammes en 4 cachets ; un cachet chaque deux heures.

Le 10, Temp. 38°. La petite malade se trouvant mieux, et les symptômes ictériques amoindris, j'administre un demi-flacon d'élixir de Calliandra en 3 doses ; chaque dose est vomie dix minutes après l'administration.

Le 11, Temp. 38°. Nouvelle administration de Calliandra qui est supporté assez bien. La température descend à 37°, dès la première dose. Le soir, la petite malade mange avec appétit.

Le 12, l'engorgement de la rate a sensiblement diminué, le foie est plus douloureux et a repris son volume normal. Nouvelle dose de Calliandra.

Le 18, la malade quitte l'hôpital bien portante, la coloration ictérique a fait place à une teinte rosée de la peau, le foie et la rate sont à l'état normal, l'appétit est très bon.

Depuis cette époque, cette fillette n'a plus ressenti aucun accès de paludisme, malgré les conditions hygiéniques défectueuses où elle vit.

5° **Fièvre tierce avec cachexie** (*observ. du Dr Cocckinis, méd^ecin de la Cie Salonique-Constantinople*).

Homme de 38 ans, souffre fréquemment de fièvre intermittente tierce, sans que les préparations de quinine, dont il a abusé, l'aient débarrassé de ses attaques, plus ou moins sévères, à cause de son travail, obligé qu'il est de rester dans des endroits très malsains, de se nourrir insuffisamment et de dormir en plein air pendant la chaleur excessive de l'été. Il présente tous les symptômes de la cachexie paludéenne. Il est d'une constitution robuste, et il semble réagir assez fortement contre ses souffrances. Dans ma tournée du 6 juillet 1894, je l'ai trouvé aux prises avec un accès de fièvre dont les frissons avaient commencé dès le matin. Je lui conseillai de prendre l'élixir de Calliandra, le jour même qu'il attendait le prochain accès. Dans ma tournéé du 13 juillet, il m'a dit qu'il l'avait pris avec du thé pendant l'accès même. Dès la première dose la fièvre a cessé, pour ne plus revenir. Chaleur brûlante, et nausées après l'ingestion de ce médicament, mais sans vomissement. Son facies est devenu meilleur, et l'appétit qui était presque perdu est revenu comme auparavant.

6° **Fièvre tierce contractée à Madagascar** (*observ. personnelle, mai* 1902).

Henri X..,, mousse à bord du Fiorentina II, âgé de 16 ans, est affecté de malaria depuis six mois, à la suite d'un séjour sur les côtes de Madagascar. Il a été plusieurs fois traité par la quinine, notamment en ces derniers temps, à l'hôpital civil de Toulon, sans avoir pu être débarrassé de cette maladie.

Depuis une quinzaine, malgré l'emploi de la quinine, les accès de fièvre redoublent d'intensité. La température dépasse 40° centigrades entre 10 heures et midi.

Le 18 mai 1902, jour sans fièvre, nous lui faisons donner le Calliandra par 4 granules une demi-heure avant les repas, matin, midi et soir.

Le lendemain à 9 heures du matin, début de l'accès. Temp. 38°4, 3 granules de demi en demi-heure jusqu'à 11 heures 1/2, moment où il prend 4 granules. La température maxima a été atteinte à 10 h. 1/2 ; l'accès était terminé à 1 heure (36°8).

Ces granules sont continués par 4, matin, midi et soir, le 19, 20, 21, 22 mai au matin, jour où on note sous leur influence une température de 35°2. L'état général et l'appétit étant revenus excellents, nous lui ordonnons de cesser le médicament. Cette cure a demandé 76 granules en tout.

Deux mois après la fièvre n'était pas revenue.

7° **Fièvre quarte** (*Dr Suso*).

George S..., Grec, 24 ans, souffre de fièvre quarte avec anémie, depuis longtemps refractaire aux sels de quinine. Gonflement de la rate, coloration terreuse de la peau.

Une dose d'élixir de Calliandra, prise en 4 fois le 24 juillet 1894, est bien supportée. Les 25 et 26 juillet pas de fièvre, le malade recouvre un appétit dévorant. Le 27 juillet il quitte l'hôpital. — Ce malade fut revu quelques mois après par le Dr Suso, il le trouva bien portant, avec une bonne coloration de la peau et n'ayant plus eu d'accès fébrile.

8° **Fièvre rémittente avec cachexie** (*observ. du Dr Cocckinis*).

Italien, se présente à la visite du 19 oct. 1895, comme souffrant d'une fièvre paludéenne très obstinée, contre laquelle les préparations de quinine étaient inefficaces. Cet homme, âgé de 28 ans, est de constitution robuste, il présente des signes de cachexie d'autant plus prononcés que la fièvre vient de changer de type, elle prend celui de rémittente.

Le matin du jour où le Calliandra fut administré sous forme d'élixir, la température était à 38°, il fut bien toléré et ses effets furent immédiats et durables.

9° **Fièvre paludéenne continue** (*observ. du Dr Bramer, médecin de la Cie Salonique-Constantinople*).

Nicolo J..., 19 ans, sujet grec, entre à l'hôpital de Burck le 27 mars
1894. Il souffre beaucoup, depuis deux mois, de fièvre paludéenne. Il
est amaigri et anémié, la rate est légèrement gonflée, la température est à 40°4, le matin, 39°8 à midi et 40° le soir.

Le 28, à 7 heures du matin. Temp. 39°8, première dose d'élixir de
Calliandra dans du thé. Après dix minutes, le malade commence à
vomir, les vomissements durent plus d'un quart d'heure. A 10 heures,
seconde dose du médicament, elle est suivie d'un seul vomissement
(Temp. 36°8). Il mange bouillon, rôti, compote. A 9 heures du soir,
Temp. 35°8.

Le 29, le malade assure se trouver bien, il mange de bon appétit ;
le 30, il quitte l'hôpital. Le mois suivant, il n'y avait plus eu reprise
de la fièvre.

10° **Fièvre paludéenne à forme algique** (*Observ. du Dr Barthe
de Sandfort, prise en Yunnan*).

M. G., 28 ans, expéditionnaire à la direction de la Cie du chemin
de fer du Yunnan, à Mongtzé. Tempérament lymphatique.

Venu en Indo-Chine pour la première fois en 1902, avait eu déjà,
pendant un séjour antérieur en Algérie, quelques accès de fièvre
intermittente sans gravité. Imprudences fréquentes contre l'hygiène.
Amaigrissement notable. Les premières manifestations paludéennes
remontaient à six mois quand nous le vîmes pour la première fois
en 1903. Les accès n'avaient encore jamais affecté la forme violente
que nous fûmes appelé à constater le 27 janvier.

La fièvre avait débuté vers dix heures du matin, comme d'habitude, par des vomissements précédant de peu la forme algide.

Les granules de Calliandra furent commencés, par 3 granules,
à 10 heures du matin ; la température axillaire était à 40° centigrades, et le pouls à 105.

3 granules à	10 h. 1/2 Temp.	40°2	pouls à	118
—	11 heures —	40°3	—	120
—	11 h. 30 —	40°2	—	120
—	12 heures —	40°2	—	120

3 granules à 12 h. 30 Temp. 39°8 pouls à 115
     —   1 heure   —   39°6   —   115
     —   1 h. 30   —   39°0   —   115
   pas   2 heures   —   38°2   —   100

Le malade s'endort. Le lendemain il peut reprendre son service, et déclare être moins brisé qu'après ses précédents accès.

Il est maintenu pendant 3 jours à 6 granules de Colliandra dans les 24 heures, et passe 8 jours sans aucune manifestation fébrile.

La nuit du 4 au 5 février ayant été marquée par de la céphalée, des vomissements, et par des malaises que le malade reconnaît être précurseur des accès, nous prenons la température (38°1), et le pouls (88) ; et nous administrons aussitôt 3 granules, de 1/2 en 1/2 heure, jusqu'à 12 granules. L'on cesse lorsque le sommeil s'établit. Temp. maxima 39°. Pouls 104. L'accès a donc été beaucoup plus court, et moins violent que le précédent.

Répit deux mois. Nouvel accès en juillet (dû à une imprudence), d'une durée de 3 heures à peine et d'une forme très maniable (Temperat. maxima 39° pouls 106). Administre 18 granules.

Depuis, M. G. a présenté une amélioration très notable de son état général, il a repris de l'embonpoint. Ce succès est pleinement imputable au Calliandra, et personne du reste n'en est plus convaincu que le malade lui-même, d'ailleurs fort intelligent.

11° Paludisme grave à forme gastro-hépatique (*observ. du Dr Barthe, de Sandfort, prise en Yunnan*).

M. N., ingénieur, 33 ans. Séjours prolongés en Algérie, où il a eu de nombreuses et sérieuses manifestations de paludisme.

Venu en Yunnan en juillet 1902, il est atteint, en octobre, de fièvre paludéenne grave à forme gastro-hépatique, qui impose son évacuation sur Hanoï, où il arrive dans un état des plus inquiétants. Deux mois d'hôpital lui permettent de revenir prendre son service à Moug-tzé.

Constitution affaiblie, tempérament nerveux, très négligent de son hygiène.

Le 15 mars 1903, troisième accès depuis huit jours, malgré l'absorption de 3 grammes 50 centigr. de quinine, s'accompagnant d'accidents nerveux intenses (céphalée, vomissements, frissons, délire, etc...). On commence l'administration du Calliandra.

à 9 heures du matin Temp. axillaire	40°1	pouls	122	3 granules
9 h. 30 — —	40°3	—	124	—
10 heures — —	40°4	—	128	—
10 h. 30' — -	40°	—	120	—
11 heures — —	40°1	—	116	—
11 h. 30' — —	39°8	—	115	—
12 heures — —	39°5	—	110	—

Le malade s'endort d'un sommeil très agité et fréquemment interrompu, mais le délire a disparu.

à 12 h. 30' du matin Temp. axillaire	39°	pouls	92	3 granules
2 h. 30' — —	38°6	–	80	pas
3 heures — —	37°9	—	74	pas

M. N. s'endort paisiblement jusqu'à 8 heures du soir. Le lendemain et pendant 3 jours, 9 granules. Légères élévations de température. Céphalalgies passagères, pendant quelques jours. Puis le malade accuse une amélioration sensible dans son état général, qui se maintient grâce à l'absorption intermittente, à la première alerte, de 9 à 10 granules de Calliandra par 24 heures.

Le 12 mai, nouvel accès violent. Administration de 12 granules le 13 et le 14. Nouvel accès le 15, durée 3 heures, pris 21 granules, et le 16 mai, durée 2 heures, pris 18 granules. Trois jours de traitement préventif à 6 granules par jour. Nouvelle période de calme jusqu'au 23 juillet. Nouvel accès, traité de même, avec continuation des granules pendant cinq jours. Plus d'accès jusqu'au mois d'août où M. N. part pour la France, dans un état de santé satisfaisant.

Le cas de ce malade était fort grave ; sous l'influence du Calliandra, son état s'est très sensiblement amélioré, ce qui n'avait pu être obtenu avec la quinine.

Paludisme Chronique. — Cette forme se rapporte à des cas de paludisme datant de plusieurs années, avec périodes de fièvres très espacées, mal réglées, et rate augmentée de volume.

12° Paludisme contracté en Sologne depuis 14 ans, avec ictère hémaphéique (*observ. personnelle*).

Mme X, 26 ans, paludisme contracté depuis l'âge de 12 ans, a été sujette pendant 14 ans à des accidents paludéens variés, névralgies, accès fébriles, anémie, neurasthénie, qui cédaient momentanément à la quinine, ou aux préparations de quinquina.

Malgré un traitement dirigé en ce dernier temps par une sommité médicale, l'état général était devenu mauvais. En septembre 1893, à la suite d'un refroidissement, un accès fébrile se déclara, enrayé aussitôt par la quinine ; il fut suivi, après quelques jours d'embarras gastriques, par des accidents graves d'ictère hémaphéique.

La faiblesse était extrême ; obligée de rester couchée, la malade ne pouvait lever la tête ou faire un mouvement sans éprouver des vertiges et des nausées.

Huit jours après le début de ces accidents, le Calliandra est administré sous forme d'élixir. La première dose prise avec répugnance est cependant bien tolérée par l'estomac ; la seconde dose provoque quelques nausées mais sans vomissement, elle est suivie par un sommeil profond de plus de deux heures. Au réveil, la malade éprouve des pincements, et une sensation de serrement à la région du foie, et à celle de la rate (ces sensations continuèrent pendant les deux jours suivants, en diminuant graduellement d'intensité et de fréquence). Il y a eu plusieurs selles bilieuses. Rien à noter pour les deux dernières doses.

A ma visite du soir, la malade se sent mieux, le lendemain, l'amélioration générale est sensible, l'appétit se réveille. Les jours suivants la décoloration des téguments s'accentue, les forces reviennent rapidement et, finalement, le huitième jour après avoir pris ce médicament, Mme X. peut reprendre sa vie habituelle.

Depuis douze ans que cette cure a eu lieu, cette personne n'a plus éprouvé de symptômes de paludisme.

13° Paludisme contracté en Orient depuis dix ans (*observ. personnelle*).

M. V., 35 ans. La fièvre paludéenne s'est manifestée plusieurs fois

par des accès irréguliers. Deux fois il a éprouvé des accidents perni-
cieux à forme comateuse. La quinine a toujours servi de base aux
traitements employés pour combattre ces différentes manifestations
de la malaria.

Dans ces derniers temps, à la suite d'une série de violents accès
fébriles, enrayés par l'emploi d'injections hypodermiques de quinine, l'état général était devenu inquiétant, malgré l'essai d'un traitement arsenical, et d'un séjour de plusieurs semaines au bord de la
mer.

Le 7 octobre 1894, le malade se présente anémié à notre observation ; l'appétit a disparu depuis longtemps. Le foie, légèrement
augmenté de volume, est sensible à la pression. La vésicule biliaire
est douloureuse. La rate est grosse.

Le lendemain une dose d'élixir de Calliandra est administrée en
4 fois. La première dose provoque des nausées sans vomissements ;
les 3 autres doses sont bien tolérées. Après la seconde prise du médicament, le malade éprouve des pincements et des serrements dans
les hypocondres, se développant par accès irréguliers pendant plusieurs heures. Dès le soir l'amélioration est notable, la faim renaît.

M. V... passe une nuit excellente, et le lendemain matin il n'accuse aucun malaise. Le foie et la rate sont revenus à peu près nor-
maux. Les jours suivants les forces reviennent avec l'appétit, qui
depuis longtemps n'avait été aussi bon. La santé demeure excellente
pendant deux ans, au bout desquels il est repris d'accidents paludéens, après s'être exposé à un foyer fébrigène au cours d'un voyage
en Orient.

14° **Paludisme datant de 36 ans** (*observ. personnelle*).

Mme F..., 62 ans, a contracté la fièvre paludéenne à l'âge de 26 ans,
dans le pays qu'elle habite en Seine-et-Oise. Plusieurs fois elle
s'était soumise à des traitements prolongés, avec de la quinine, ou
des préparations de quinquina, sous une direction médicale, mais
elle n'a pu obtenir de guérison définitive.

Depuis longtemps les fonctions digestives sont mauvaises, elle
souffre quelquefois d'accès douloureux gastro-hépathiques.

Actuellement, 5 juin 1894, la malade est anémiée, avec un facies
jaune terreux. Depuis trois semaines au moins, elle est affectée de

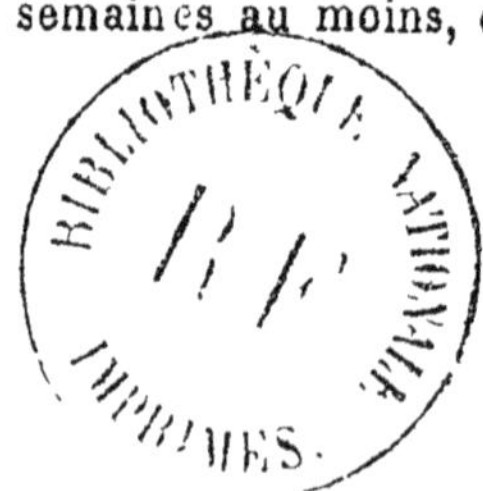

céphalalgie continuelle, qui augmente l'après-midi, lorsque la fièvre la prend. Foie et rate augmentés de volume et douloureux.

Administration du Calliandra sous forme d'extrait aqueux, en cachets, en 4 fois. Vomissement abondant une heure après la première dose. Les 3 autres doses furent absorbées sans provoquer le moindre malaise.

Dès la seconde dose, Mme F... se sentit mieux, la céphalalgie qu'elle éprouvait depuis trois semaines se dissipa complètement ; elle eut plusieurs fois dans l'après-midi une sensation de serrement, dans les hypocondres.

Le lendemain matin à son réveil, la transformation est complète. Mme F... qui depuis longtemps n'avait goûté un repos aussi réparateur (son sommeil avait duré dix heures), se sent tout à fait alerte, elle mange avec appétit. Je suis fort étonné de constater ce rétablissement rapide ; foie et rate ne sont plus sensibles, ils sont rentrés dans leurs limites normales.

La guérison de cette personne, que nous avons vue en 1904, ne s'est pas démentie depuis cette cure datant de dix ans. Fait remarquable, cette femme qui pendant trente-six ans ne pouvait laver à la rivière sans éprouver d'accès fébriles, a pu reprendre cette occupation sans aucune gêne pour sa santé.

15° **Paludisme datant de quarante-sept ans** (*observ. personnelle*).

M..., vieillard de 71 ans, ouvrier de culture, a pris la malaria en Algérie, en décembre 1847, pendant qu'il était soldat. La fièvre a duré jusqu'en mars 1848, avec le type tierce ; pour la traiter il est resté deux mois à l'hôpital militaire, où il prit exactement la quinine qui lui était prescrite.

Il a été repris en France par la fièvre en 1854 ; elle n'était pas réglée, sans doute parce qu'il prenait de la quinine très irrégulièrement, sans direction médicale. Ces accès ont duré environ une année. Depuis cette atteinte il ne s'est jamais complètement remis, il souffre souvent des voies digestives, et lorsqu'il se surmène ou qu'il contracte un refroidissement, il est pris d'accidents fébriles, ce qui lui arrive plus particulièrement pendant la moisson.

Au moment où ce malade se présente à notre observation (18 oct.

1894), il vient d'éprouver, depuis huit jours, des accès de fièvre quotidienne, qui débutent vers 3 heures du soir, pour se terminer dans le milieu de la nuit. Son teint est terreux, il se plaint d'une vive céphalalgie, l'appétit est complétement perdu, faiblesse générale. La rate est grosse, non douloureuse. Rien d'anormal au foie. La température axillaire observée à 5 heures du soir, deux heures après le début de l'accès, marque 40°3.

Le lendemain d'une purgation à l'huile de ricin, ce malade prend une dose d'élixir de Calliandra, en 4 fois à 4 heures d'intervalle. Les deux premières doses provoquent de fortes nausées, mais les deux autres sont absorbées sans incident. Plusieurs garde-robes rougeâtres ont lieu dans la soirée. La fièvre qui avait débuté la veille à 3 heures du soir n'est pas revenue.

La céphalalgie s'est dissipée aussitôt après la première dose. Le malade passe une excellente nuit, il se lève très dispos le lendemain. il lui semble, dit-il, « être dans un autre corps ».

Depuis cette cure, j'ai revu cet homme plusieurs fois ; les troubles digestifs dont il avait souffert pendant de nombreuses années n'ont pas reparu, il est devenu plus résistant à la fatigue, il a pu faire la moisson de 1895 sans ressentir la fièvre, pour la première fois depuis quarante ans. Il est mort accidentellement en 1900, sans avoir été repris d'accident paludéen.

16° Cachexie paludéenne ancienne.

« J'ai réussi merveilleusement chez un paludéen traité par des médications les plus variées, à qui on avait fait des injections de quinine (jusqu'à 2 grammes par jour) sans résultat. Votre Calliandra a abaissé la fièvre pour quinze jours, et comme j'ai observé cet individu pendant deux mois, il m'a été permis de constater que la quinine échouait constamment; par contre le Calliandra réussissait chaque fois. Ayant perdu cet individu de vue, je ne sais si l'effet a été durable. »

Communication du Dr Crespin, Professeur agrégé à l'Ecole de médecine d'Alger (lettre 25 sept. 1897).

17° Cachexie paludéenne compliquée de cirrhose hépatique.

« Femme de 40 ans, paludéenne depuis longtemps, très cachec-

lisée, et atteinte de cirrhose hépatique très vraisemblablement palu-
dique. Depuis un mois qu'elle est dans le service d'hôpital du professeur Moreau, la fièvre était intense, malgré tous les traitements
employés, malgré des injections de quinine. Votre Calliandra fit
baisser la fièvre. Malheureusement l'état général ne s'améliora pas
et la femme succomba. Dans tous les cas le Calliandra avait mani-
festement fait baisser la fièvre, alors que tous les autres moyens
avaient échoué. »

Communication du Dr Crespin, d'Alger.

(Lettre du 12 décembre 1898).

Les observations précédentes démontrent d'autant mieux
l'efficacité remarquable du Colliandra gr. contre les différentes formes de paludisme, que la plupart se rapportent a
des cas ayant résisté à la quinine, au quinquina et aux
médications fébrifuges habituelles.

Une seule cure suffit le plus souvent à empêcher le retour
de la fièvre ; plus rarement il faut la renouveler. Dans certains cas son type change avant de cesser complètement.
De quotidienne la fièvre devient tierce ; quelquefois quarte,
mais en moins de dix jours, ordinairement, tous les accidents
disparaissent définitivement (ou tout au moins pendant un
laps de temps beaucoup plus long qu'avec la quinine).

En effet, le Dr Crespin, qui a soigné des travailleurs occu-
pés à remuer un sol à malaria, pour la construction d'une
voie ferrée, en Algérie, a souvent remarqué que certains
ouvriers guéris par une, ou plusieurs cures de Calliandra,
pouvaient affronter des marécages particulièrement dangereux, sans être touchés par le miasme palustre. Ces observations se rapportent à des sujets qui furent suivis plus de
dix-huit mois. « Elles seules suffiraient, dit le Dr Crespin,
à établir la valeur thérapeutique de ce médicament, puisque
nos malades auraient été traités pendant un mois au moins,

plusieurs mois au plus, avec la quinine, sans qu'un résultat très net ait été obtenu. »

La propriété excitante du Calliandra sur le tube digestif imprime généralement une grande activité à celui-ci. On assiste souvent au relèvement rapide des fonctions digestives des malades, dont les forces se rétablissent avec une grande célérité. Ce résultat est surtout frappant sur les paludéens chroniques, qui, faibles, anémiés et souffrant depuis longtemps, voient leurs forces et leur santé revenir en peu de jours.

Cette suractivité considérable de la plupart des fonctions organiques a été bien notée par le Dr Crespin. « Tous mes malades, dit-il, ont accusé eux-mêmes la réaction très vive qui se passait en eux ; certains qui avaient cru d'abord à l'inefficacité du médicament, ont dit : « s'ètre senti revenir à la vie », selon leur expression ».

A la suite de l'absorption de ce fébrifuge, des malades ont accusé des pincements et une sensation de serrement à la région du foie, et à celle de la rate ; ces sensations durèrent parfois 2 ou 3 jours, en diminuant graduellement d'intensité et de fréquence. Elles coïncidèrent avec le retour aux proportions normales de ces organes, qui étaient augmentés de volume sous l'influence du paludisme. Par son électivité sur ces viscères, dont il stimule les fonctions, nous aurions l'explication probable de l'efficacité du Calliandra, dans les affections fébriles en général, et de la malaria en particulier, puisque c'est en eux surtout que se cantonne l'hématozoaire de Laveran, agent provocateur de cette maladie.

L'action antithermique du Calliandra s'étend aussi à d'autres affections fébriles, notamment :

1° **La Grippe.** — Un grand nombre de grippés ont été traités avec ce fébrifuge. Ainsi que d'autres médecins, nous l'avons très souvent vu réussir avec une remarquable rapidité. Même dans les cas les plus graves, la fièvre et les autres manifestations de cette maladie (céphalée, courbature, sueurs, etc.) ont cédé facilement à son action.

Ces malades n'ont jamais présenté de complications infectieuses, pourtant assez fréquentes dans ces affections. La convalescence a toujours été régulière.

Son action thérapeutique nous a paru bien supérieure à tous les antipyrétiques et analgésiques, employés habituellement contre cette maladie.

2° **La Fièvre typhoïde.** — L'action du Calliandra a favorablement influencé la température fébrile, et l'état général, dans les cas observés. S'il n'a pas coupé court à l'évolution de la maladie, il l'a certainement modifiée avantageusement.

3° **Tuberculose fébrile.** — Par son action modératrice sur la désassimilation, ce fébrifuge a toujours fait baisser, au moins momentanément, la température des tuberculeux, dont il a parfois relevé l'appétit, et amélioré l'état général.

Le principal obstacle à la propagation de cet excellent fébrifuge est dû à ses propriétés irritantes sur les muqueuses, à son goût âcre, nauséeux, pouvant aller chez certains sujets jusqu'au vomissement, et produire une diarrhée parfois assez forte. Quoique ces troubles ne se produisent pas toujours, et qu'ils n'aient jamais eu de conséquences nocives, ils n'en impressionnent pas moins défavorablement ceux qui les ont éprouvés, et font craindre son usage.

En vue d'éviter cet effet éméto-cathartique, nous avons

cherché à débarrasser les principes actifs de cette plante de leurs propriétés irritantes. Nous sommes parvenus à obtenir un produit ayant conservé toutes ses qualités toniques et fébrifuges, sans avoir les inconvénients cités plus haut. Ce produit, transformé en granules de 0,03 centigrammes, n'a pas de goût, il ne détermine aucun trouble physiologique, qualités qui le rendent précieux pour le traitement de la fièvre, même chez les femmes en état de grossesse, les nourrices, les enfants et les personnes les plus difficiles.

Sous cette forme pharmaceutique de granules, l'expérience clinique nous a démontré, après cinq ans d'épreuve, que ce fébrifuge est des plus maniables ; il produit toujours un résultat efficace, sans imprimer de secousses à l'organisme, comme cela avait lieu autrefois lorsqu'il était employé empiriquement.

Mode d'administration.

Pendant l'accès fébrile (paludisme, grippe, tuberculose), prendre 3 ou 4 granules fébrifuges de demi-heure en demi-heure, *jusqu'à cessation de la fièvre.*

Continuer ensuite par 3 ou 4 granules une demi-heure avant les repas, matin, midi et soir, jusqu'à disparition de tout malaise, *et retour de l'appétit.* Même façon d'agir contre le paludisme sans fièvre (anémie, cachexie, troubles digestifs avec ou sans diarrhée).

Contre les accidents aigus, non fébriles, de paludisme larvé, de grippe latente (céphalalgie, névralgies, etc.), agir comme pour l'accès de fièvre, et continuer les granules, trois fois par jour, aux moments indiqués précédemment, *jusqu'au rétablissement complet.*

Pour un enfant de 6 à 12 ans, la dose est de moitié, soit

2 granules ; et d'un quart pour ceux au-dessous de 6 ans,
soit un granule.

Les personnes qui préféreraient ce médicament sous forme
liquide, pourront faire dissoudre ces granules dans de l'eau
pure, au moment de les administrer ; ainsi 3 ou 4 granules
dans une cuillerée à bouche, 2 granules dans une cuillerée
à dessert, et une cuillerée à café pour un granule.

Dans la fièvre typhoïde se comporter comme ci-dessus
pour le nombre des granules à donner chaque fois, en espa-
çant les doses de façon à maintenir la fièvre au-dessous de
39° centigrades.

L'expérimentation clinique a démontré que c'était surtout
la répétition des doses, comme nous venons de l'indiquer,
qui agissaient favorablement, plutôt que l'élévation de ces
doses. Ordinairement, sous leur influence, l'abaissement de
la température se produit au bout de deux ou trois heures,
au plus tard.

Dépôt Général des Granules Fébrifuges aux principes actifs du
Calliandra Grandiflora : Laboratoire du Dʳ DINAN, 95, *rue de l'Ulma*,
Tours (Indre et-Loire).

VENTE DANS LES PRINCIPALES PHARMACIES

Imp. PAUL BOUSREZ, rue de Lucé, Tours.